AX THERMAL

PAR

LE DOCTEUR DRESCH

MÉDECIN CONSULTANT

———— ♦ ————

LE BREILH

FOIX

IMPRIMERIE-LIBRAIRIE GADRAT AÎNÉ

—

1894

AX THERMAL

PAR

LE DOCTEUR DRESCH

MÉDECIN CONSULTANT

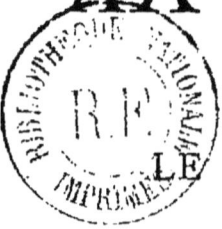

LE BREILH

FOIX

IMPRIMERIE-LIBRAIRIE GADRAT AINÉ

—

1894

Bien des erreurs de ce genre ont été commises et il est bien difficile d'y remédier, aujourd'hui que le mal est fait. Quelle station peut se flatter d'avoir fait un impeccable captage de ses griffons. Ce qui importe, c'est de connaître les qualités des sources utilisées ou de leurs mélanges. Leurs vertus ne sont pas *moindres,* elles sont *autres.* A ce groupe péninsulaire du *Breilh,* appartiennent les sources les plus chaudes de la station et, pour ainsi dire, des Pyrénées, puisque les eaux d'*Olette,* qui sont les plus thermales avec leurs 78°, ne dépassent que de deux dixièmes de degré celle du *Rossignol supérieur.* Il est intéressant de constater que dans ce groupe du Breilh, ce sont justement les eaux les plus chaudes qui viennent sourdre au niveau le plus élevé et sont en même temps les plus sulfureuses.

Les naissants du Breilh s'épanchent dans deux directions différentes pour gagner le thalweg de l'Ascou et sont retenus dans deux établissements qui vont faire chacun l'objet d'une étude spéciale. Nous commencerons par l'établissement *Sicre, du Breilh,* de beaucoup le plus anciennement établi.

ÉTABLISSEMENT SICRE, DU BREILH

L'établissement Sicre, du Breilh, fut commencé en 1815 et terminé en 1819 sous la haute direction

masses d'alluvions et de détritus glaciaires. Les
sources naissent tout autour d'une crête grani-
tique qui se relève, en soc de charrue, dans la
direction du Nord, vestige des niveaux primitifs.
Elles traversent les dépôts adventifs sans s'y
perdre, faisant elles-mêmes les frais de leur
propre canalisation, de leur propre captage. Très
siliceuses, elles abandonnent soit leurs excès de
silice, soit une partie de celle combinée aux *bases*.
Cette silice forme à la longue une sorte de ciment
qui, englobant tous les éléments hétérogènes des
dépôts, finit par former un poudingue aussi dur
que le granit, tout en maintenant un canal d'as-
cension qui permet à l'eau minérale d'arriver à la
surface du conglomérat. Là, elle subit définitivement les lois de la pesanteur. En prenant les eaux
à l'extrémité du trajet ascensionnel, directement
sur ce poudingue durci, désigné sous le nom de
tapp, on les capte comme sur la roche en place et
on les fait même remonter dans leur bassin de
captage, jusqu'à un certain niveau. Il aurait fallu
établir les établissements aux *yeux* mêmes des
sources ascendantes et non dans des endroits où,
devenues descendantes depuis un parcours indé-
terminé, elles s'épanchent vers le thalweg. Alors,
en effet, les travaux de captage deviennent presque toujours insuffisants et risquent d'être le sujet
de grands déboires et de grandes déceptions.

AX THERMAL

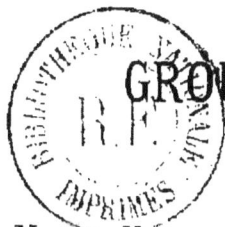

GROUPE DU BREILH

Nous allons maintenant, étudier les sources du groupe central qui, émerge de la base méridionale de ce monticule, qui constitue pour la vieille cité consulaire, comme une sorte d'acropole. Ces sources, au nombre d'une trentaine, sont très abondantes. On se fera une idée de leur volume imposant, en rappelant qu'elles envoient un émissaire au Couloubret, qu'elles suffisent aux besoins de deux établissements de bains fort importants, et qu'enfin le surplus, coulant librement sur la voie publique, est utilisé pour les besoins quotidiens de la vie domestique, et sert à alimenter l'antique piscine des *Ladres,* qui n'est plus qu'un bassin lavoir.

A propos de nos naissants d'eaux thermales, le Dr Garrigou a fait une observation très intéressante. Le granit forme le fond des vallées de l'Ascou et de l'Orlu et se trouve recouvert par des

d'un ingénieur distingué des ponts et chaussées, M. Mayer. Les deux établissements préexistants, le *Teich* et le *Couloubret,* ne suffisaient plus. Le chiffre des baigneurs devenait de plus en plus considérable. Les malades accouraient, d'année en année, plus nombreux, attirés par la réputation grandissante de la vertu de nos eaux. M. Sicre, le propriétaire de l'hôtel le plus ancien et le plus considérable de la station, comprit tout le parti qu'il pouvait tirer des sources chaudes qui coulaient dans son jardin à une faible profondeur et même à ciel ouvert. Les malades ne pouvaient qu'apprécier beaucoup, la commodité de n'avoir qu'un jardin à traverser, pour se rendre directement, en simple appareil, de leur chambre au bain ou à la douche, et de pouvoir de même, en quelques pas, regagner leur lit.

L'ordonnance du Breilh est tout à fait différente de celle du Couloubret. Au *Couloubret,* galerie couverte et encaissée dans le sol; au *Breilh,* une longue galerie, qui n'est séparée de l'air extérieur que par une élégante colonnade à l'italienne, donne accès dans les cabinets de bains où l'air et la lumière arrivent à flot. La proximité de l'hôtel pour les baigneurs logés dans l'établissement, compense ce que cette disposition, plus agréable à l'œil, peut présenter d'inconvénients sous d'autres rapports. Il y a vingt cabinets de bains

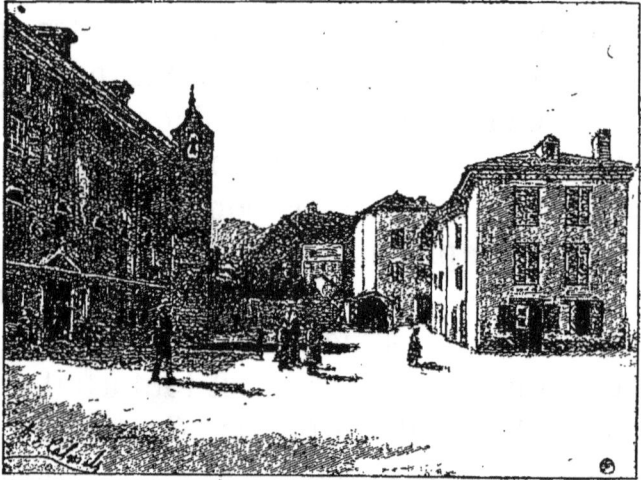

PLACE DU BREILH.

avec vingt-quatre baignoires en marbre ou en granit, quatre douches pulvérisées de formes variées et deux grandes douches avec une pression de douze mètres. La petite douche, dite *Tivoli*, a été récemment l'objet d'une installation fort bien entendue et donne d'excellents résultats.

SOURCES DU BREILH

BAIN RIGAL

Les sources qui alimentent le *Breilh* sont au nombre d'une douzaine. Elles sont recueillies dans des réservoirs clos qui se trouvent dans le jardin supérieur, adossés à la muraille qui fait le fond de l'établissement. L'eau thermale s'écoule par la simple loi de la pesanteur dans les baignoires. Il a suffi de déblayer et de construire l'établissement un peu en contre-bas, pour que les sources se trouvent naturellement retenues à une hauteur propice. Celles qui sont utilisées pour les bains sont au nombre de sept, avec un réservoir pour chacune d'elles; elles forment trois sections de bains, mais avec des modalités particulières de baignoire en baignoire, pour ainsi dire, par suite des coupages très variés qu'on peut opérer avec le jeu des trois robinets qui alimentent les treize premières cabines. On le comprendra aisément si l'on se rend compte que

les sources désignées sous les noms numéros 1,
4, 5, 7, 9 et 11 sont employées dans les mêmes
numéros des bains derrière lesquels elles se trouvent adossées, et que toutes sont renforcées par
une source unique, abondante, hyperthermale à
plus de 48°, eau sulfureuse en travail de désulfu-
ration, qu'on désigne sous le nom de source *Longchamp*. Cette première série de bains, variés par
les sources et les coupages dont ils sont l'objet,
présente cependant, dans leurs effets et leurs
applications thérapeutiques, avec quelques légères
variantes, une grande uniformité. On les a nom-
més bains *Rigal*, du nom du chirurgien célèbre
de Gaillac. Cet homme éminent fut quelque temps
inspecteur des eaux d'Ax et leur conserva toute
sa vie une bienveillance très profitable aux inté-
rêts de la station. Cette bienveillance se conserva
dans la mémoire de son fils Hippolyte, prématu-
rément enlevé à la science et au département du
Tarn qu'il représentait au Sénat avec tant d'hono-
rabilité. C'est grâce aux deux Rigal dont l'in-
fluence était décisive dans leur pays, que tant de
baigneurs du Tarn viennent, tous les ans, demander à nos thermes la guérison ou l'atténuation de
leurs infirmités. Nous croyons payer une dette de
reconnaissance en rappelant à la mémoire de tous,
le nom Rigal, nom porté par toute une dynastie
de médecins recommandables.

Les bains *Rigal* présentent cette caractéristique
d'être alcalins et les plus désulfurés de la station.
Ce sont des bains *doux* par excellence. Aussi
s'adressent-ils plutôt aux localisations morbides
qu'au fond diathésique et conviennent-ils surtout
à ces éléments morbides : *congestion, douleur,
prurit.* L'éréthisme nerveux généralisé ou loca-
lisé dans une région ou dans un système ou
simplement réflexe, est tributaire du bain *Rigal.*
Il rend les mêmes services que ceux que l'on va
demander à Ussat, à Capvern (Bouridé) à Bagnè-
res-de-Bigorre, pour ne parler que des stations
Pyrénéennes. Etant donné la double gamme as-
cendante de nos quinze sections de bains, ils sont
très utiles pour tâter la susceptibilité de beaucoup
de malades, qui sont de véritables *noli me tangere,*
dont les antécédents morbides sont peu précis et
qui offrent des symptômes à signification mal
définie. Traitement de début, d'attaque ou d'ap-
proche, combiné avec une buvette appropriée, et
quelques pratiques hydrothérapiques légères, les
effets produits, indiquent vers quelles autres sections il nous faut aiguiller ces baigneurs, que nous
appellerons, comme la famille des eaux auxquelles on les adresse, *indéterminés.* Ils ont l'air d'être
peu malades, mais sont, en définitive, peu com-
modes à diriger et beaucoup plus difficiles à amé-
liorer quelquefois que ceux qui nous arrivent

absolument perclus de douleurs et plus ou moins
impotents. Ces malades font le désespoir de leurs
médecins et la fortune des stations de bains qu'ils
parcourent , l'une après l'autre, avec presque
autant de succès. Presque tous, avec une tare
arthritique goutteuse ou des manifestations d'herpétisme, ils présentent, avec une dilatation d'esto-
mac appréciable, un ralentissement de la nutrition et une suractivité circulatoire. Ce sont des
congestifs greffés sur des anémiques, doués d'une
intelligence vive mais déséquilibrée, sans véritable esprit scientifique ; ils ont la prétention de ne
rien ignorer, et surtout des choses de la médecine,
qu'ils invoquent continuellement, tout en restant
sceptiques à l'égard du médecin. Ils sont le fléau
de leurs voisins, le fardeau de leur famille et la
fortune de tous ceux, en grand nombre, qui
savent les exploiter. Ils sont aussi bien tributaires
d'*Ussat* que de *Bagnères,* de nos bains désulfurés
comme de la douche écossaise. Si les bains de
mer ne leur conviennent pas, ces névrosés, ces
déséquilibrés, ces neurasthéniques, ces surmenés
de toutes sortes, ces diathésiques larvés ou mix-
tes, peuvent trouver dans nos eaux un élément
tonique et sédatif qui leur convient suffisamment.
Comme début de traitement le bain *Rigal* s'adapte
très bien ainsi que les bains doux du Couloubret
et ceux d'Eau Bleue que nous étudions ailleurs.

Souvent, on arrive à les tremper et retremper dans nos sources les plus énergiques; mais il serait imprudent de commencer par celles-là. Sujets très suggestionnables, il faut les amener, peu à peu, à cette idée que le bain sulfureux n'est pas excitant, comme il en a la réputation. Nous arrivons très bien à faire supporter les bains les plus actifs à ces névropathes, dont la circulation est indemne, à la condition qu'une thermalité mal réglée ne vienne dénaturer le génie naturel de nos sources.

Sans être débilitant, le bain *Rigal* a la propriété de calmer l'élément douleur, de même qu'il atténue l'éréthisme nerveux. Impuissant à modifier seul la diathèse et les localisations rhumatismales chroniques avec engorgements, qu'elles aient pour siège le tissu osseux ou cartilagineux, fibreux, ligamenteux, séreux ou cellulaire, il s'adresse aux névralgies ou plus simplement aux *algies*, qu'elles soient articulaires, musculaires, nerveuses et même viscérales, telles que gastralgie et entéralgie. Combiné avec des douches appropriées et la buvette d'*Eau bleue*, celle de *Longchamp* et même la *Petite sulfureuse,* il suffit à réveiller l'activité du rein et du foie. Alors le traitement devient franchement éliminateur, dépuratif, antidiathésique et convient à cette multitude de modalités pathologiques sur lesquelles on peut toujours mettre cette double étiquette : ralentissement de la nutrition générale, auto-intoxication. Souvent, au début du traitement, surviennent chez les malades de ce genre certains troubles des voies digestives, avec poussée vers le foie ou les reins, provoqués par la mise en branle d'une activité qui n'existait plus dans les fonctions d'assimilation et de désassimilation. Il y a lieu de tâcher de les éviter, bien qu'ils soient la meilleure preuve que l'action thérapeutique commence à s'exercer ; mais ils ont l'inconvénient de troubler le malade et quelquefois le médecin. Nous dirons une autre fois comment nous croyons être parvenu à éviter ces incidents, cet orage que l'on range dans une des formes de la *fièvre thermale*. Nous croyons qu'il est bon de faire grâce aux malades de la *poussée thermale*, qu'elle s'exerce vers la peau ou vers les muqueuses et secondairement dans les organes ; simple question d'appréciation et de manière de voir.

On trouvera que nous nous sommes bien étendu sur une section de bains à applications multiples pour la forme, mais peu importantes pour le fond. Ce que nous disons du bain *Rigal* s'adresse bien entendu, aux autres sections de bains *doux* du Couloubret et d'ailleurs.

Avant de laisser définitivement le bain *Rigal*, nous ne devons pas oublier ce détail : que la

nature des bains des numéros 1, 2, 9 et 10 présente une note un peu spéciale en ce sens que les
sources qui alimentent ces cabinets contiennent
plus de matière organique, quelques principes
sulfureux de la source de *Longchamp* qui contribue à remplir la baignoire avec le robinet supérieur et, de plus, peut se passer du mélange de
l'eau détournée du torrent d'Orlu. Ces particula-
rités, sulfuration faible et barégine, rapprochent
cette sous-section du bain *Pilhes* et permettent de
l'employer avec succès dans toutes ces affections
douloureuses du petit bassin, ayant laissé un état
catarrhal, des exsudats, des brides, des déviations
et des rapports anormaux dans l'ensemble des
organes génito-urinaires. Nous n'insistons pas
après les développements dans lesquels nous sommes entré dans notre travail sur le Couloubret.

BAINS FILHOL ET FONTAN

A la section du bain *Rigal* fait suite le bain
Filhol alimenté avec la source dite du n° 11 ou
Anglada et le mélange de l'eau de *Longchamp*.
Ces eaux hyperthermales ont besoin de l'adjonction de celle du torrent ou d'être versées à
l'avance pour pouvoir être à température conve-
nable. Bain à sulfuration moyenne, à alté-
ration rapide, c'est essentiellement le bain de

transition qui permet de passer dans la troisième section, le plus sulfureux de l'établissement du Breilh, le bain *Fontan*. On ne saurait vraiment se plaindre que le Breilh n'ait pas suffisamment honoré les savants qui ont fait avancer la science si délicate de l'hydrologie pyrénéenne. Après *Longchamp*, déjà bien oublié des générations actuelles, voici Filhol qui tenait en si haute estime les eaux d'Ax, voici Fontan qui, bien que Luchonnais, eut le bon esprit de rendre justice à nos eaux, celles de toute la chaîne qui se rapproche le plus de la célèbre station des Pyrénées centrales.

La Source *Fontan*, dont le réservoir se trouve comme celui des autres sources, derrière même les cabinets de bains, est une des sulfureuses fortes de la station, avec la particularité qu'elle se transforme rapidement dans la baignoire et qu'elle est celle des eaux d'Ax qui présente le mieux le phénomène curieux du blanchiment. Barèges a son eau polysulfurée avec un œil verdâtre ; Luchon a sa *Blanche*, dont elle est fière ; Ax a son eau *Bleue* et son eau *Blanche* et n'en est pas moins modeste. Si, dans le bain du *Mystère* on peut obtenir du louchissement, le *Fontan*, à l'instar d'un chocolat fameux, est le seul qui blanchisse... en s'aérant et en se mélangeant. On a beaucoup discuté sur le blanchiment des eaux sulfureuses, après qu'on a essayé d'en faire, pour ainsi dire, l'objet d'un monopole. Le phénomène se produit moyennant un artifice des plus simples. L'artifice consiste à ajouter l'eau froide du torrent en quantité suffisante et en deux fois. Le premier mélange provoque la transformation du monosulfure en. polysulfure, le second décompose le polysulfure et met le soufre en liberté. Ce sont les particules impondérables de soufre qui, en suspension dans l'eau, la font blanchir. Il faut encore une condition : il faut que l'eau soit *hyperthermale* pour pouvoir conserver une chaleur suffisante avec ce double coupage d'eau minérale froide, *vulgo* du torrent. On comprend alors, pourquoi certaines sources de Luchon et d'Ax peuvent *blanchir* et pourquoi les eaux de Barèges ne peuvent que prendre une teinte jaune verdâtre, indice du premier degré de transformation. La thermalité trop faible de Barèges lui interdit la double adjonction d'eau froide. Son caractère essentiel est sa richesse et sa fixité en polysulfures.

L'action des bains sulfureux, à eaux blanchissantes, diffère selon qu'on provoque le phénomène du blanchiment ou qu'on ne le provoque pas, suivant qu'on se plonge dans l'eau pendant qu'il se produit ou qu'on attend qu'il soit complètement effectué. Car, si l'on n'ajoute pas d'eau du torrent, le bain *Fontan,* comme ses similaires, né blanchit plus ; c'est un bain à sulfuration déterminée, se désulfurant beaucoup plus lentement qu'avec le coupage et passant par les dégradations successives qui empêchent la suspension dans l'eau des molécules de soufre,de se produire. Trois modalités, trois effets. Avec l'eau pure, prédominence de l'action tonique, avec l'eau en train de blanchir, action excitante, avec l'eau blanchie, action dépurative, topique et modificatrice de la peau, avec cette supériorité sur les eaux de Luchon, que nos eaux présentent une alcalinité plus grande qui se rapproche de celle qui caractérise le groupe voisin des Pyrénées Orientales.

QUELQUES GÉNÉRALITÉS SUR LES DERMATOSES

L'altérabilité extrême du bain *Fontan*, qui partage avec celui du *Mystère* cette qualité qu'il faut savoir utiliser, donne les indications mêmes de son application. Stimulant de la peau, il s'adresse surtout à toutes les manifestations cutanées torpides de l'herpétisme et de la scrofule. Les arthritides réclament, en général, un bain qui ne soit pas en travail de décomposition et simplement alcalin. Il faut que la peau ne soit ni trop congestible ni prurigineuse. Les scrofulides sont surtout justiciables du bain *Fontan*, depuis l'érythème chro-

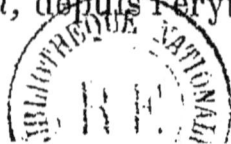

2

nique, désespoir de tant de femmes, jusqu'aux trajets fistuleux des tuberculoses localisées, sans oublier les formes impétigineuses de l'*eczéma*. Les formes squammeuses de l'herpétisme, le *lichen*, le *psoriasis*, diverses formes de dermatites exfoliatrices, viennent se *décaper* et *blanchir* après une certaine excitation qu'il convient de modérer. Après les avoir suffisamment *détrempés* dans le *Fontan*, on les *trempera* dans le *Viguerie* ou le *Bain Fort* du Modèle et l'on pourra espérer de venir à bout, plus ou moins, d'un processus essentiellement envahissant et récidivant. La *séborrhée*, l'*acné*, qui en est l'accompagnement obligé, la *furonculose*, les *folliculites*, sont aussi justiciables du *Fontan*, qui fournit un des échelons principaux de la cure thermale.

Notre organisme est un laboratoire permanent de poisons. Ces poisons appelés *toxines* ou *leucomaïnes*, puisent leur origine dans les aliments et sont produits, avec des modalités diverses, dans toutes les périodes de la digestion, et tout le long du canal intestinal. Ils sont aussi sécrétés par les microbes qui pullulent dans tout notre système digestif. Enfin, une des sources des poisons organiques, qu'il n'y a pas lieu de dédaigner, provient de l'activité même de la vie cellulaire. Presque toutes les maladies de la peau sont provoquées et entretenues par une production anormale de tous

ces poisons, dont une partie est obligée de cher-
cher dans le tégument externe une porte de sortie.
Plusieurs circonstances viennent aggraver encore
cette situation, si le foie n'oppose plus à l'invasion
des *toxines*, une barrière suffisante, si le rein ne
suffit plus à sa tâche essentielle de dépuration,
d'élimination. La peau, obligée de suppléer à une
besogne pour laquelle elle est fort mal disposée,
étant avant tout un organe de revêtement et de
protection, s'irrite, L'activité anormale qu'elle
est obligée de déployer enlève toute solidité, toute
cohésion aux cellules épidermiques.Empoisonnées,
par les sécretions microbiennes de l'intérieur et
les toxines propres à notre organisme, celles-ci se
laissent en outre infiltrer par les colonies microbiennes de l'extérieur, essentiellement *aérobies*,
c'est-à-dire, avides d'oxygène. Ces microbes constituent le second facteur des dermatoses. Elles se
constituent ainsi de mille manières, avec les exfo-
liations anormales de la peau, les congestions
exagérées du derme, et les exsudations excessives
de ses glandules, qui sont pour les germes pathogènes un excellent bouillon de culture.
   J'en ai dit assez, non pour faire une leçon de
dermatologie, mais pour expliquer qu'il ne faut
pas demander, aux bains, quels qu'ils soient, plus
qu'ils ne peuvent donner. Le plus souvent en
effet, les bains et les douches pulvérisées, modifi-

catrices mécaniques et vitales de nos téguments suffisent à une partie du traitement mais non, le plus souvent, pour obtenir une rénovation normale et définitive de notre épiderme altéré. Ce qu'on a appelé la *Kératinisation*, reste à faire. La cure thermale, le régime, le climat, l'altitude tout cela contribuera à diminuer l'encombrement des *toxines*, exaltera la puissance de nos humeurs, au point de vue *bactéricide*, mais la stimulation même donnée à notre revêtement épidermique, *congestionné* et *suroxygéné*, empêchera une production cornée de s'établir, suffisamment solide pour servir de barrière à toute invasion nouvelle extérieure, ainsi qu'à l'élimination de produits devenus plus normaux et moins nombreux. Au traitement thermal intus et extrà, il faut ajouter des applications *topiques*, qu'il faut choisir dans la classe des médicaments dits *réducteurs*, dont la fonction principale est de soustraire l'oxygène aux tissus avec lesquels ils sont en contact. Cette soustraction d'oxygène est indispensable pour que les cellules épidermiques se *kératinisent*, c'est-à-dire, prennent enfin cette consistance *cornée* nécessaire qui met un terme à une production de cellules épidermiques habituées à s'exfolier avec une facilité désespérante. Les agents topiques, dit réducteurs, qui ont donné les meilleurs résultats, sont l'*acide salicylique*, la *résorcine*, l'*acide pyrogallique* la *chrysarobine*, l'*ichthyol*, etc.

Cette soustraction d'oxygène par les agents dits *réducteurs*, a encore pour effet de rendre ceux-ci vraiment *antiseptiques*, les germes pathogènes de la peau étant essentiellement *aérobies*, ce qui veut dire qu'ils ont besoin de ce même oxygène que vient leur enlever le précieux agent pharmaceutique. Le traitement thermal fournit l'action vitale, dynamique, mais le plus souvent l'action chimique de l'agent réducteur, microbicide et *tannant* de la peau est indispensable. Le traitement des dermatoses a subi dans ces dernières années, grâce à des travaux fort importants, un renouvellement complet. On s'explique mieux pourquoi, très souvent, la cure thermale était impuissante. Modificatrice bienfaisante de l'organisme, il y avait une partie du traitement qui restait à faire. Le bain activait une production de cellules qui s'exfoliaient, sans tendance suffisante à la *kératinisation*. Cette lacune est comblée de jour en jour, grâce aux précieux *épithèmes* que les dermatologistes nous ont appris à manier et grâce surtout à une pathogénie plus scientifique, dont le microbisme et l'auto-intoxication forment toujours la base essentielle, comme pour la presque universalité des états chroniques.

DE QUELQUES APPLICATIONS DU BAIN FONTAN

Après cette digression un peu longue, qu'on nous excusera à cause de l'intérêt du sujet, nous dirons que le rhumatisant faible, peu congestible, avec des jointures grosses, empâtées, dans lesquelles les mouvements communiqués et la pression déterminent cette sensation caractéristique de neige qu'on écrase, se trouve bien du Bain *Fontan,* que l'on administrera successivement blanchi ou en train de blanchir. C'est le bain qui convient aux lymphatiques, aux chlorotiques, non névropathiques et faiblement menstruées.

L'action tonique et excitante présente des avantages pour ces malades qui iront au besoin demander au *Viguerie* le complément de leur cure. Nous estimons qu'il y a lieu de faire passer successivement les baigneurs dans les bains de plus en plus forts. Pour assurer l'imbibition profonde, la saturation complète par l'élément sulfureux, on fait comme le tanneur qui trempe ses peaux dans des bains tanniques de plus en plus énergiques. Le *Mystère,* comme le *Fontan,* sont l'antichambre presque obligatoire du *Viguerie.*

Dans la diathèse spécifique, le bain *Fontan,* comme certains bains du *Modèle* que nous étudions plus loin, nous ont rendu des services, soit que nous employons le traitement sulfureux iso-

lément ou combiné avec le traitement pharmaceutique plus ou moins intensif. Mêmes remar-
ques pour les manifestations cutanées de cette
diathèse que pour les autres dermatoses, que les
syphilides existent avant la cure ou qu'elles appa-
raissent pendant le traitement. Le traitement
local assurera beaucoup plus vite la guérison du
tégument et l'on est d'avis, aujourd'hui, qu'il vaut
mieux guérir, aussi rapidement que possible, ces
apparitions *polymorphes* qui ne témoignent nullement que le mal trouve par la peau une porte de
sortie et une atténuation ; ce sont des signes de
la maladie, voilà tout. Ils ne prouvent rien ni
pour ni contre la gravité ou la bénignité de l'af-
fection, véritable boîte à surprises, avec laquelle
il faut autant que possible ne pas se laisser de-
vancer si l'on veut éviter l'infection viscerale, la
seule qui présente une gravité en rapport avec
les organes atteints.

Le *Fontan* est encore un des éléments du traitement des affections des voies respiratoires ,
passées à une chronicité bien établie et lorsqu'on
n'a pas à craindre d'exacerbation. Ils conviennent
à l'administration des pédiluves, des demi-bains,
et grâce à ces moyens de début, on peut arriver à
faire baigner des malades auxquels l'immersion
complète trop rapide risquerait de provoquer des
phénomènes de congestion, de cardialgie et d'op-

pression. La température doit en être réglée convenablement, car elle doit entrer en ligne de compte dans ce procédé hydriatique.

Les affections chroniques des organes du petit bassin chez la femme, quand elles ne présentent plus d'excitabilité probable ni de phénomènes douloureux, trouvent dans le bain *Fontan* un précieux agent de modification contre l'état local et la diathèse. L'eau blanche en injections à 40° et plus, est un excellent topique des cols gros, granulés, saignants avec une facilité déplorable et donnant lieu à des écoulements abondants muco-purulents. La douche locale, sans pression et longtemps continuée constitue un moyen d'*aseptiser* le milieu qui a été primitivement le siège d'un processus infectieux *quelconque*. Ce traitement inoffensif permettra d'utiliser, avec plus de fruit, les procédés gynécologiques médicamenteux ou chirurgicaux, avec lesquels nous obtenons des effets curatifs véritablement définitifs.

On nous excusera les longues dissertations auxquelles nous nous sommes livré, à l'occasion des bains *Fontan*, et qui peuvent s'appliquer à quelques autres sections de bains que nous étudions d'autre part.

BUVETTES

LA PETITE SULFUREUSE

Après avoir accordé d'assez long développements aux Bains de l'hôtel Sicre, développements qui s'appliquent autant aux Bains *Rigal* et aux Bains *Fontan* qu'à quelques-uns du *Couioubret*, et à certains de l'établissement thermal *Modèle* nous allons consacrer plusieurs pages à une des buvettes du Breilh qui represente pour nous un de ces types, *très rares*, d'eau sulfureuse, médicament interne. Au milieu de la diversité extrême de nos sources, diversité qui permet des applications thérapeutiques, tellement multiples, qu'on peut affirmer que la plupart des états chroniques justiciables des eaux minérales, peuvent trouver à Ax l'occasion d'y poursuivre une cure, deux de nos éléments thermo-minéraux se distinguent, en toute première ligne, dans notre station, par leur spécificité d'action, au point de vue particulier de la médication sulfureuse. Le *Bain Viguerie* alimenté par une source très abondante représente le type le plus élevé du bain sulfureux, dans toute sa pureté. La *Petite sulfureuse* est une buvette, que nous n'hésitons pas à déclarer aussi bonne que les plus fameuses, qui doivent leur célébrité, encore plus à la réputation des médecins qui les ont vantées, qu'à leur supériorité intrinsèque. Là

Petite sulfureuse à laquelle la reconnaissance de nombreux malades a voulu imposer la prétentieuse qualification de *Miraculeuse,* est évidemment la bien nommée, ne débitant guère plus d'un tiers de litre par minute. Elle prend naissance, là-même où on la boit. Son mince filet s'épanchait à l'air libre où on la recueillait comme on pouvait. On la nommait avant qu'on l'eut captée et amenée au robinet actuel, l'*Eau du Ciel ouvert.* Nous avons la prétention de croire qu'elle vaut ses grandes sœurs du *Pré* à Luchon, de la *Raillère* et de *Mauhourat* à Cauterets, de la *Source Vieille* à Eaux Bonnes. Elle présente surtout les qualités combinées des deux sources de Cauterets qui ont établi la réputation de cette station célèbre. Plus sulfureuse que *Mauhourat,* elle présente la parfaite digestibilité de cette dernière, avec l'activité spécifique accordée, à juste titre, à la *Raillère,* malheureusement impatiemment supportée par beaucoup d'estomacs. D'une température favorable à sa digestion et à sa diffusion (35° à 43°, suivant les conditions diverses de puisage), elle a une saveur douce et une odeur que Gustave Astrié compare à celle des œufs bouillis. Elle n'a pas cette odeur d'œufs couvés que l'on attribue gratuitement à toutes les eaux sulfureuses et qui n'existe que dans celles qui contiennent des proportions assez grandes de gaz sulfhydrique. La présence dé ce gaz les rend peu agréables à l'odorat et au goût et pénibles à beaucoup d'estomacs. Ceux-ci sont déjà trop souvent disposés à dégager des vapeurs sulfhydriquées, ce qui révèle une peptonisation viciée des principes albuminoïdes. La *Petite sulfureuse* ne renferme pas plus que la *Raillère* d'acide sulphydrique et c'est avec juste raison que les médecins de Cauterets protestent, comme nous, contre ce goût d'œufs couvés. Ils proclament que la saveur de leur *Raillère* est simplement celle d'œufs *frais* à la coque. Comme elle aussi, notre *Petite sulfureuse* est onctueuse au toucher , renfermant une quantité de matière organique légèrement supérieure à celle trouvée à Cauterets.

On ne nous accusera pas d'avoir jusqu'ici abusé des chiffres d'analyse chimique. Ces chiffres d'une aridité sans égale, sont oubliés aussitôt que lus, et ils n'apprennent pas grand chose au public. Il faut être fait à la minutie des quantités infinitésimales de principes actifs, trouvés dans une eau sulfureuse, pour s'y intéresser véritablement.

Nous allons nous livrer à une analyse comparative des sources dont la réputation est la mieux assise pour bien montrer que les résultats trouvés par les chimistes permettent d'ajouter foi à ceux obtenus par les cliniciens. Dans nos parallèles, nous laisserons de côté les buvettes du *Pré*, de

de Luchon, plus chaudes (de 43° à 60°) et renfer
mant des quantités bien plus grandes de monosulfure sodique et surtout de gaz sulfhydrique.
Mais sa richesse en principes sulfurés et sa pau-
vreté en alcalins autres que ceux des sulfures,
des sulfites et hyposulphites, rendent cette buvette
peu applicable à beaucoup d'estomacs, en plus
que malgré les coupages qu'on lui fait subir, il
faut compter avec ses qualités ou ses défauts de
remède trop excitant. Luchon a voulu servir de
type à la médication sulfureuse, parce que l'analyse chimique de certains de ces griffons révélait
des chiffres bien supérieurs. Mais cette note extrême, exagérée de la médication sulfureuse sulfhy-
driquée, non tempérée par les principes alcalins,
n'a servi qu'à répandre sur la médication sulfureuse pyrénéenne des idées excessives, contre
lesquelles nous protestons absolument ainsi que
les médecins de Cauterets. La clinique luchon-
naise, malgré la notoriété légitime de ses prati-
ciens a contribué, avec celle des Eaux-Bonnes et
les théories de Pidoux et de Fontan, a mettre la
médication sulfureuse en général, dans une défa-
veur qu'elle ne mérite dans tous les cas nullement,
ni à Barèges, ni à Ax, ni a Cauterets. Nos tendan-
ces thérapeutiques et doctrinales en général plus
tempérées, nous ont épargné bien des exagéra-
tions, bien des déboires.

Ce préambule terminé, revenons à l'analyse comparative entre la *Petite sulfureuse* et ses célèbres rivales d'Eaux-Bonnes et surtout de Cauterets. D'après Willm (1886), la *Petite sulfureuse* renferme par litre 0,0228 de monosulfure de sodium. La *Source vieille* d'Eaux-Bonnes donne 0,0214 (Filhol), *la Raillère* 0,0177 (Filhol et Réveil), *Mauhourat* 0,0152 (Byasson). S'il est permis d'assurer que le principe sulfuré sodique est la partie vraiment active, vraiment médicinale d'une eau sulfureuse, comme qui dirait son alcaloïde, on peut se rendre déjà compte que notre *Petite sulfureuse* ne fait pas mauvaise figure à côté de ces grandes sœurs ; mais ce n'est pas à cause de quelques miligrammes de plus que nous allons triompher, car ainsi que le dit très bien Durand-Fardel, *la valeur et la qualité d'une source quelconque, n'a pas à se mesurer, comme on le faisait autrefois, à sa richesse en soufre, déterminée à l'aide de la sulfurométrie, mais à ses aptitudes à tel ou tel mode de transformation.* A Luchon, le sulfure d'ailleurs si abondant dans quelques griffons, a une tendance à se dépenser en gaz sulfhydrique ou à former un lait de soufre, à Barèges il se concentre en polysulfure, à Ax et à Cauterets, le principe sulfureux a une propension à se transformer en hyposulfite. Astrié et Byasson ont insisté, avec juste raison, sur l'importance de cette transformation, qui doit surtout s'accomplir dans l'intimité de nos tissus ; car la formation opérée déjà à la buvette de quantités appréciables d'hyposulfites et de sulfites contribue à rendre l'eau moins digestible. C'est ce qui arrive pour l'eau de *la Raillère* qui renferme déjà trop d'hyposulfite, tandis que la *Petite sulfureuse* n'en contient que 0,0056. Cette faible proportion d'hyposulfite dans notre *Petite sulfureuse* est tout à fait à l'avantage de cette dernière. Cette particularité et celle non moins importante des autres principes alcalins qu'elle renferme contribuent à la rendre facilement assimilable.

Une circonstance favorable aux effets thérapeutiques d'une eau sulfureuse, c'est la présence du silicate de soude. Elle ne manque pas dans nos eaux. Il y a même lieu de rappeler que c'est dans les eaux d'Ax que ce principe a été, pour la première fois, signalé en même temps que le manganèse. Au commencement de ce siècle, Dispan, professeur à la Faculté des sciences de Toulouse, révéla le fait, dans une des premières analyses vraiment scientifiques, concernant les eaux sulfureuses. Depuis cette époque, les médecins de Cauterets ont insisté sur la présence dans leurs eaux des silicates, dont ils partagent, pour ainsi dire, avec nous le monopole.

Si les Eaux Bonnes sont très pauvres en prin-

cipes alcalins autres que le sulfure, Cauterets, de
même que Luchon, Barèges et Saint-Sauveur ren-
ferment beaucoup moins de carbonates et de silicates qu'on le croit généralement, ainsi que le
constate Filhol, et les eaux d'Ax, sont beaucoup
plus alcalines que celles des Pyrénées centrales.
Cette constatation est des plus importantes, car
les principes alcalins, loin de contrarier la diffusion de l'élément sulfureux la favorisent et font
disparaître toute crainte d'excitation trop vive
dont il faut toujours tenir compte à Eaux-Bonnes
où l'on continue à ne pas modérer le caractère
excitant particulier à ses eaux, caractère qui n'est
nullement en rapport avec la richesse en sulfure,
mais avec son alcalinité très faible. La boisson,
presque exclusivement employée, ne trouve pas
dans les pédiluves, les bains ou les douches l'effet
révulsif si utile que nous obtenons à volonté à
Ax, et que l'on se garde bien de ne pas rechercher
à Cauterets. Question de doctrine ! C'est toujours
l'éternelle histoire de l'inflammation substitutive
qui nous paraît bien à la veille d'avoir fait son
temps et d'être, à tout jamais, enterrée avec les
recherches nouvelles sur les maladies infectieu-
ses. Grâce au complément hydrothérapique que
nous sommes habitué à manier dans notre station,
nous entretenons sur l'ensemble du tégument
extérieur. une révulsion des plus appréciables et

des plus utiles, dans le traitement des maladies
des voies respiratoires. Nous pouvons ainsi pous-
ser assez loin l'usage interne de l'eau sulfureuse,
grâce tout d'abord au génie naturel de notre
buvette, nullement congestionnante, et grâce au
traitement hydriatique combiné et varié suivant
les indications. En définitive, ce qui fait, à vrai
dire, le mérite de la *Petite sulfureuse*, c'est, avec
une sulfuration assez élevée, une minéralisation
par des principes alcalins, non dérivés du soufre
même, qui assure sa parfaite digestibilité, et
constitue ainsi une boisson *apéritive* et *eupeptique*,
dont les estomacs les plus fatigués s'accomodent
parfaitement. Cette précieuse qualité est recon-
nue, sans conteste, par la généralité de nos malades et c'est sur les indications de certains qui
avaient fait des cures à Cauterets, que nous
croyons pouvoir affirmer que la *Petite sulfureuse*
rend exactement les mêmes services que les deux
sources jumelles la *Raillère* et *Mauhourat*. Une partie de ces excellents résultats est due, à coup
sûr, à la présence des carbonates de soude et
de potasse qui font complètement défaut dans les
eaux de Cauterets, et dans des proportions de
silicates de soude, de potasse et de magnésie bien
plus considérables que celles trouvées dans les
eaux de la Raillère. L'alcalinité par les bicarbo-
nates dépasse le chiffre de 0,0700 la quantité des

silicates, d'après Filhol, dépasse le chiffre remarquable de 0,1300. La Raillère en renferme moins que le tiers, soit 0,0405. Les sels de chaux (carbonates et silicates) si utiles comme agents reconstituants, arrivent au chiffre de 0,0590. A Cauterets, nous ne trouvons que le silicate de chaux avec le chiffre de 0,0324. Si le fluor a été découvert dans la *Grande source sulfureuse* du Modèle, la *Petite Sulfureuse* ne paraît pas en contenir. Mais elle présente un choix de principes métalliques qui contribuent à coup sûr à compléter ses effets si remarquables. L'analyse y reconnaît des traces de fer, d'arsenic, de lithium, d'iode, de bore et de phosphore. Le manganèse et le cuivre figurent dans d'autres sources de la station, par exemple dans la source *Fontan*, peu utilisée comme buvette. Le poids total des éléments trouvés dans la *Petite Sulfureuse*, s'élève à 0,2286 (Filhol), à 0,2548 (Willm). Le total des éléments de *La Raillère* d'après Filhol et Réveil sont de 0,1842 et de 0,2036. A ces chiffres, comme à ceux de la *Petite Sulfureuse*, il convient d'ajouter 0,0350 de matière organique à *La Raillère*, 0,0400 à la *Petite Sulfureuse*. Il faut observer que la Raillère n'offre qu'un élément en quantité plus notable, l'hyposulfite de soude. C'est ce principe qui contribue à la rendre peu digestible, sans rien ajouter à son activité spécifique.

Nous pensons nous être suffisamment étendu

sur les chiffres fournis par l'analyse chimique, et sur la comparaison avec ceux de la *Raillère* dont, avec raison, on a fait un des types les plus remarquables de la médication sulfureuse interne. On ne s'étonnera plus autant d'une prétention qui pouvait paraître excessive, que notre modeste buvette arrive à nous donner tout au moins les mêmes effets que ses grandes sœurs si utilement combinés, *Mauhourat* et la *Raillère*.

Voyons maintenant quelle est l'action d'une eau, aussi éminemment assimilable que l'eau sulfureuse alcaline, la *Petite Sulfureuse*. Le premier effet, très remarquable, est facilement constaté par les malades, dès les premiers jours ; elle est apéritive et digestive, *eupeptique*, suivant le vocable de l'école. Deuxième effet, action tonique qui ne manque pas de se révéler, mais qui se trouve un peu masquée par la combinaison du traitement hydriatique, plus ou moins complexe. Le troisième effet se fait sentir plus tard et se prolonge bien plus longtemps que celui obtenu aux eaux salines ou arsénicales en vogue, effet *trophique, antidyscrasique, antidiathésique*. La diathèse importe peu.

Pour nous, une eau sulfureuse bien supportée n'est pas plus antiarthritique qu'antiherpétique ou antituberculeuse (entendant que la scrofule doit rentrer dans la tuberculose dont elle n'est qu'une modalité). La médication sulfureuse s'adresse à toutes les diathèses par son action immédiate et secondaire sur l'organisme, sur la nutrition générale, sur les centres nerveux, sur les éléments cellulaires qu'elle rend plus vigoureux, sur les plasmas qu'elle rend plus fluides, facilitant les échanges, assurant des oxydations plus complètes, et les éliminations plus copieuses des produits mal élaborés, viciés, trop nombreux ou franchement toxiques. Elle n'est pas plus anti·septique qu'antiherpétique, mais relevant la vitalité des éléments primordiaux, elle leur permet de résister, avec plus de succès, d'abord contre l'envahissement des germes *pathogènes,* ou d'arriver à s'en débarrasser, en exaltant la qualité bactéricide des sérums et la puissance *phagocyte* des leucocytes et autres cellules, qu'elles soient fixes ou mobiles, *macrophages* ou *microphages.* On concède que l'action générale imprimée par le soufre n'aurait qu'un caractère *dynamique.* Nous nous en contentons et nous l'apprécions beaucoup plus que l'action *chimique* que l'on s'empresse d'accorder aux chlorurées et aux bicarbonatées.

C'est même pour cela que la médication sulfureuse s'adresse à tant d'éléments morbides. C'est parce qu'elle relève le dynamisme vital d'une manière générale, qu'elle arrive aussi bien, sinon mieux, qu'avec une action chimique, à être antidiathésique, antiseptique par surcroît s'adressant ainsi à la multiplicité des états morbides chroniques qui puisent, *tous*, leur origine dans ces trois sempiternels facteurs associés et combinés de mille manières, *ralentissement de nutrition, autointoxication, microbisme* plus ou moins latent.

L'eau de la *Petite Sulfureuse* est très employée en gargarismes et irrigations nasales. Son action topique est très remarquable dans toutes ces altérations chroniques du nasopharynx, irradiant vers la trompe d'Eustache, les sinus, les voies lacrymales, les amygdales, le larynx et entretenues par les diathéses scrofuleuse, arthritique, herpétique ou syphilitique.

Une des qualités précieuses de cette buvette, sur laquelle nous appelons, tous les ans, l'attention des baigneurs, c'est qu'elle calme davantage la soif que les boissons glacées réputées les plus rafraichissantes et beaucoup de personnes ont pris l'habitude de la boire en allant se coucher, habitude que l'on retrouve aussi chez les fidèles de l'eau du *Coustou*.

Nous aurions mauvaise grâce à ne pas rappeler que le même avantage se retrouve avec l'eau de *Mauhourat* à Cauterets.

A côté de la *Petite Sulfureuse* nous devons une mention spéciale à la buvette de *Longchamp*, très appréciée aussi par les baigneurs qui fréquentent l'établissement du BREILH. Moins complètement désulfurée que l'eau *Bleue,* et moins hyposulfitée, son alcalinité présente un des chiffres les plus élevés de la station. Ses effets sont très analogues à ceux de l'eau du *Mystère* et de l'eau *Bleue.* Ses indications sont les mêmes ; comme les précédentes, elle stimule les fonctions du rein et provoque des éliminations très copieuses, activant, en même temps, celles de la peau, surtout, si, comme nous ne cessons de le recommander, on la boit à une bonne température, au-dessus de 36°. Sa digestibilité s'augmente d'autant qu'elle est plus chaude.

Signalons, pour terminer, une buvette d'eau alcaline froide, recherchée comme eau de table, en remplacement des eaux de la ville qui influencent désagréablement les entrailles de nombreux étrangers.

TABLEAU DES SOURCES ALIMENTANT LE BREILH

NUMÉROS D'ORDRE.	DÉNOMINATION DES SOURCES.	SECTIONS ALIMENTÉES.	TEMPÉ- RATURE.	DÉBIT PAR 24 HEURES	PAR LITRE	
					Sulfure de sodium.	Alcalinité
1	Source n° 1	Rigal.	35° »	8.640	0.0010	0.0700
2	Source n° 4............	—	41° »	6.719	0.0024	0.0710
3	Source n° 5 et 6	—	38° »	4.608	0.0015	0.0705
4	Source n° 9 et 10.	—	32° »	9.576	0.0012	0.0708
5	Anglada ou du n° 11 ...	Filhol.	47° »	10.800	0.0010	0.0710
6	Longchamp ou n° 7. ...	Rigal et Buvette	48° »	16.008	0.0199	0.0700
7	De la Pyramide ou douch.	Douches.	68° »	4.215	0.0184	
8	Fontan...............	Fontan.	55° »	8.640	0.0160	0.0685
9	Hardy ou de l'étuve....	Douches,Pulvé- risations.	66° »	54.000	0.0222	0.0913
10	Petite sulfureuse.......	Buvette.	45° »	500	0.0228	0.0988